BEI GRIN MACHT SICH IHR WISSEN BEZAHLT

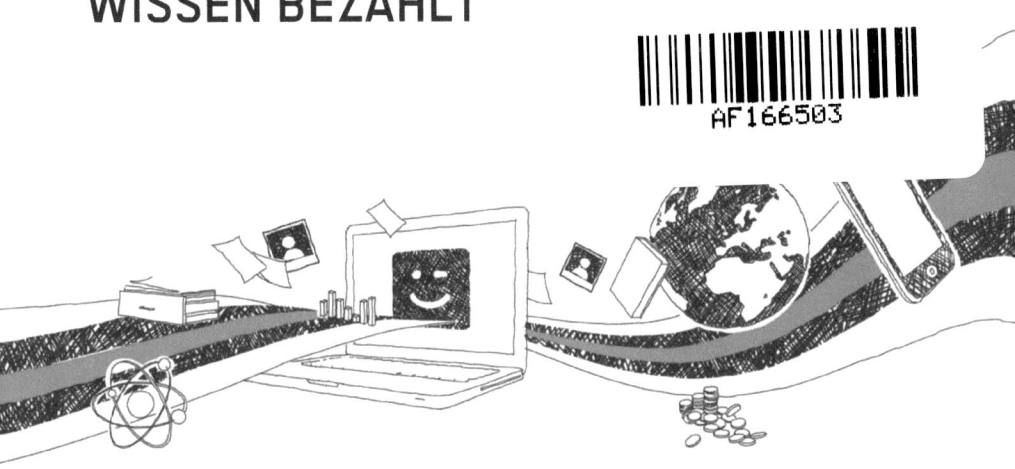

AF166503

- Wir veröffentlichen Ihre Hausarbeit, Bachelor- und Masterarbeit

- Ihr eigenes eBook und Buch - weltweit in allen wichtigen Shops

- Verdienen Sie an jedem Verkauf

Jetzt bei www.GRIN.com hochladen und kostenlos publizieren

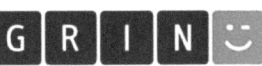

Erstellung eines Trainingsplans für Ausdauertraining und Literaturrecherche zu Diabetes mellitus Typ-2.

Vivien Bido

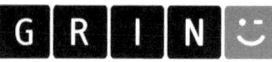

Bibliografische Information der Deutschen Nationalbibliothek:

Die Deutsche Nationalbibliothek verzeichnet diese Publikation in der Deutschen Nationalbibliografie; detaillierte bibliografische Daten sind im Internet über http://dnb.d-nb.de abrufbar.

ISBN: 9783346794772
Dieses Buch ist auch als E-Book erhältlich.

Druck und Bindung: Books on Demand GmbH, Norderstedt Germany
Gedruckt auf säurefreiem Papier aus verantwortungsvollen Quellen

Das vorliegende Werk wurde sorgfältig erarbeitet. Dennoch übernehmen Autoren und Verlag für die Richtigkeit von Angaben, Hinweisen, Links und Ratschlägen sowie eventuelle Druckfehler keine Haftung.

Das Buch bei GRIN: https://www.grin.com/document/1314284

Inhaltsverzeichnis

Diagnose

Allgemeine und biometrische Daten

Für die Erstellung eines Trainingsplans müssen zuerst die allgemeinen und biometrischen Daten der Person erhoben werden.

Tab. 1: Allgemeine und biometrische Daten der Kundin (Eigene Darstellung)

Allgemeine Daten		Biometrische Daten	
Alter:	20 Jahre	Blutdruck:	118/77 mmHg
Geschlecht:	Weiblich	Normwerte	Normal: <120/80 mmHg
Körpergröße:	1,75 Meter	Blutdruck:	Hochnormal: 120-129/<80 mmHg
			Hypertonie (Stufe 1): 130-139/80-89 mmHg
			Hypertonie (Stufe 2): >140/>90 mmHg
			Hypertensive Krise: >180/>120 mmHg
			(American Heart Asssociation, 2003)
Körpergewicht:	73 Kg	Bewertung:	Im Normalbereich
Trainingsmotive:	Senkung Ruhepuls, Verbesserung Wattleistung und Gewichtsreduktion	Ruhepuls:	75 S/min.
Berufliche Tätigkeit:	Duale Studentin im Finanzwesen, daher überwiegend sitzende Büroarbeit oder im Hörsaal	Normwerte Ruhepuls:	Untrainiert: >80 S/min. Durchschnittlich: 60-80 S/min. Durchschnitt Frau: >70 S/min. Gut trainiert: 50-60 S/min.
Frühere sportliche Tätigkeit:	2-Mal pro Woche Reiten für jeweils 1 Stunde		Leistungssportler: <50 S/min. (J. Weineck, 2003, S. 50)
Aktuelle sportliche Tätigkeit:	Keine regelmäßige, nur Alltagsbewegungen	Bewertung Ruhepuls	Im oberen durchschnittlichen Bereich (Normal)
Zeitlicher Verfügungsrahmen:	2-, bis 3-Mal pro Woche für jeweils 2 Stunden	BMI:	23,8 kg/m²
		Bewertung:	Normalgewicht
		Normwerte BMI:	Untergewicht <18,5 kg/m² Normalgewicht: 18,5-24,9 kg/m² Übergewicht: 25-29,9 kg/m² Adipositas: >30 kg/m² (World Health Organization [WHO], 2010)
Allgemeiner Gesundheitszustand:	Keine aktuelle Krankheit oder Vorerkrankung bekannt. Der Blutdruck ist im normalen Bereich und der Ruhepuls liegt im oberen Bereich vom Durchschnitt. Der etwas höhere Ruhepuls liegt darin begründet, dass die Testperson weiblich ist und eine niedrige Ausdauerleistungsfähigkeit besitzt.		
Belastbarkeit und Trainierbarkeit der Person:	Aufgrund des sehr guten Gesundheitszustandes voll trainierbar. Person ist voll belastbar, da keine internistischen oder orthopädischen Probleme vorliegen. Es werden derzeit keine Medikamente eingenommen. Zu beachten ist jedoch, dass sie keine Vorerfahrung im Ausdauertraining besitzt.		

Leistungsdiagnostik/ Ausdauertestung

Begründung der Testauswahl

Die Kundin hat keinerlei Erfahrung im Bereich Ausdauertraining und wird deshalb als untrainiert eigestuft. Daher muss bei der Auswahl eines geeigneten Ausdauertest darauf geachtet werden, dass sie die Anforderungen des Testverfahrens auch bewältigen kann, um ein aussagekräftiges Ergebnis zu erhalten. Es ist wichtig, zuerst einen Ausdauertest durchzuführen, um die Ausdauerleistungsfähigkeit der Kundin zu ermitteln und anhand dessen einen auf die Kundin zugeschnittenen Trainingsplan zu erstellen, damit diese ihre zuvor definierten Ziele erreichen kann.

Die Kundin absolviert den Ausdauertest auf einem Fahrradergometer, da dieser sehr leicht durchzuführen ist und man die Ergebnisse gut beurteilen und einordnen kann (Löllgen, 2009, S. 4). Der WHO-Test wird als Fahrradergometertest für die Kundin ausgewählt, da sich dieser bei unerfahrenen und leistungsschwächeren besonders gut eignet (American College of Sports Medicine [ACSM], 2000a).

Dies liegt daran, dass die Belastungsparameter nicht so hoch sind, wie zum Beispiel beim Hollmann-Venrath-Test oder beim Vita-Maxima-Test (Rost, 2002, S. 53).

Beim WHO-Test liegt die Eingangsbelastung bei 25 Watt, die auch sehr untrainierte Personen gut bewältigen können. Die Stufendauer beträgt zwei Minuten, wodurch man Steady-State-Bedingungen erreicht, sich also ein Stoffwechselgleichgewicht einstellt.

Außerdem ist dies dem Leistungsstand der Person angepasst, da es durch eine längere Stufendauer zu einer schnelleren Ermüdung kommt und dadurch zu einem vorzeitigen Abbruch. Die Steigerung der Belastung beträgt beim WHO-Test 25 Watt, auch hier liegt der Vorteil darin, dass die Belastung länger gehalten werden kann und es nicht zu einem vorzeitigen Abbruch durch Ermüdung der Muskulatur kommt, besonders bei leistungsschwächeren (Meeusen et al. , 2013).

Der submaximale Test hat eine Trittfrequenz von 60-80 U/min (Rost, 2002, S. 53).

Die typische Zielgruppe, mit der ein WHO-Test durchgeführt wird, sind untrainierte Frauen, weshalb dieser Test für die Kundin gut geeignet ist. Der Vorteil liegt in der Beurteilung des Ergebnisses, da man die Wattzahl bei Erreichen der Pulsobergrenze (180-LA) mit Normwerten für die Altersstufe und Geschlecht vergleichen und beurteilen kann (Institut für Prävention und Nachsorge [IPN], 2004, S. 8).

Bei der Auswahl des Ausdauertests wurde auf die Voreinstufung und Berechnung einer Zielherzfrequenz nach IPN verzichtet, da die Kundin sehr untrainiert ist.

Aufgrund ihres jungen Alters und Ruhepulses würde die Zielherzfrequenz verhältnismäßig niedrig ausfallen, weshalb man für die Errechnung der Pulsobergrenze die WHO-Formel (180-LA) gewählt hat (Rost, 2002, S. 57; Trunz, 2001).

Das Problem liegt darin, dass die Person eine sehr niedrige Ausdauerleistungsfähigkeit besitzt und dadurch diese Zielherzfrequenz schon nach kurzer Zeit erreicht wäre, da der Puls bei Belastung dann innerhalb kurzer Zeit stark ansteigt.

Das Ergebnis wäre dann nicht aussagekräftig und deshalb entschied man sich gegen den IPN-Test, da die Kundin nicht genügend Stufen durchfahren könnte, bis die Zielherzfrequenz erreicht wäre.

Der Hollmann-Venrath-Test kommt aufgrund der Belastungssteigerung und Stufendauer nicht für leistungsschwächere in Frage. Der Test eignet sich gut für trainierte, denen man mindestens 150 Watt zutraut, davon ist die Person durch ihre Unerfahrenheit noch zu weit entfernt (Trunz, 2001, S. 4).

Eine Belastungssteigerung von 40 Watt ist für leistungsstärkere geeignet und auch die Stufendauer von drei Minuten würde bei unerfahrenen zu einer raschen muskulären Ermüdung und Abbruch des Tests führen (Meeusen et al. , 2013).

Im Zuge der Testauswahl hat man sich gegen den Vita-Maxima-Test entschieden, da dieser ausschließlich für gut trainierte Sportler geeignet ist, da die Belastungsparameter für einen untrainierten unmöglich zu realisieren sind. Außerdem wird der Test bis zur vollständigen Ausbelastung durchgeführt, was einem leistungsschwachen schaden würde (Kindermann, 1987a, S. 244-268).

Zuletzt gibt es noch den Wingate-Test, der ausschließlich für sehr gut trainierte Sportler geeignet ist. Dieser anaerobe Ausdauertest kann aufgrund der hohen psychischen und physischen Anforderungen einen Sportler ohne die richtige gesundheitliche Voraussetzung stark schaden. Dieser Test ist aufgrund der viel zu hohen und anaeroben Intensität nicht für die unerfahrene Kundin geeignet (Olivier, Marschall & Büsch, 2008, S. 152-153).

Ablauf Ausdauertest
Der zuvor erläuterte WHO-Ausdauertest wird nun Durchgeführt und das Ergebnis, also die Ausdauerleistungsfähigkeit der Kundin, ermittelt und mit Normwerten nach IPN (2004) bewertet.

Tab. 2: Parameter für den Radergometertest und Durchführung (Eigene Darstellung)

Alter: 20 Jahre			Geschlecht: Weiblich	
Testform: ● submaximal ○ maximal			Stufendauer: 2 min.	
Gesamtdauer: 10:23 Minuten			Belastungssteigerung: 25 Watt	
Eingangsbelastung: 25 Watt			Trittfrequenz: 60-80 U/min.	
Pulsobergrenze: 160* S/min. *nach WHO (180-LA)			Körpergewicht: 73 kg	
Ruhepuls: 75 S/min.			Blutdruck: 118/77 mmHg	
Eingangstest			Datum: 02.11.2022	
Zeit (min)	Watt		Hf 1 (S/min)	Hf 2 (S/min)
0-2	25		110	100
3-4	50		112	120
5-6	75		128	136
7-8	100		142	150
9-10	125		157	160
11-12	150			
Watt gesamt			112,5	
Watt/Kg			1,54	
Bewertung nach Normtabelle (für submaximale Radergometertests, nach IPN, 2004)			Unterdurchschnittlich < Ø	

Gesundheits- und Leistungsstatus der Person

Die Kundin ist bezogen auf die biometrischen, internistischen und orthopädischen Werten völlig gesund und belastbar, jedoch ist ihr Ausdauerleistungsstatus unterdurchschnittlich. Zuerst muss das Leistungsniveau der Kundin verbessert werden und nicht zu überfordernde Methoden gewählt werden. Da der Gesundheitszustand der Kundin sehr gut ist, gibt es darauf bezogen keine Einschränkung bei der weiteren Trainingsplanung und die Kundin ist vom Gesundheitszustand voll trainierbar.

Zielsetzung/ Prognose

Tab. 3: Zielsetzung der Kundin (Eigene Garstellung)

	Inhalt	Ausmaß	Zeit
1.Ruheherzfrequenz	Ruhepuls absenken	Um 6 S/min	3 Monate
2.Wattleistung	Erhöhung der Wattleistung im WHO-Test	Um ca. 20 %	2 Monate
3.Körpergewicht	Gewichtsreduktion	Um 5 kg	3 Monate

Begründung Ziel 1

In der Diagnose wurde ein Ruhepuls von 75 S/min ermittelt, welcher im oberen Bereich von der durchschnittlichen Ruheherzfrequenz liegt (J. Weineck, 2003, S. 50). Frauen haben häufig einen erhöhten Ruhepuls über 70 S/min, den man durch ein Ausdauertraining absenken kann. Der erhöhte Ruhepuls hängt mit der sportlichen Inaktivität und dem schlechten Fitnesszustand der Kundin zusammen (Muster & Zielinski, 2006). Vom Gesundheitszustand gibt es keine Einschränkungen bezüglich des Trainings. Durch ein regelmäßiges und planmäßiges Ausdauertraining kann man die Ruheherzfrequenz pro Woche um $1/2$ S/min absenken. Aus diesem Grund setzt man für die Senkung des Ruhepulses um 6 S/min drei Monate an. Der dann abgesenkte Ruhepuls hängt mit der Verbesserung der Fitness und des Leistungsstatus der Kundin zusammen (Nieman, 1998). Zusätzlich hat das Absenken der Ruheherzfrequenz einen positiven Einfluss auf den Gesundheitszustand der Kundin, da hiermit das Herz entlastet wird. Gerade bei der jungen Kundin ist es wichtig frühzeitig das Risiko für zukünftige Herz-Kreislauf-Erkrankungen zu senken und die Leistungsfähigkeit zu erhöhen.

In der Diagnose wurde als Grund für den höheren Ruhepuls und den schlechten Leistungsstatus unter anderem der bewegungsarme Alltag und die sitzende Tätigkeit erwähnt, die durch das Training zur Senkung des Ruhepulses ebenfalls kompensiert werden. Es ist also ein gesundheitsbezogenes Ziel, welches zusätzlich das Trainingsmotiv der Kundin darstellt.

Begründung Ziel 2

Dieses leistungsbezogene Ziel wurde gewählt, da beim WHO-Ausdauertest die erzielte Wattzahl für die Altersklasse der Kundin als unterdurchschnittlich einzustufen ist (IPN, 2004, S. 8). Das liegt daran, dass die Kundin keine Ausdauertrainingserfahrung hat und dementsprechend ihr Leistungszustand unterdurchschnittlich ist. Deshalb ist es wichtig, als Trainingsziel eine Verbesserung der Wattleistung und damit eine Erhöhung des Leistungszustandes zu erreichen, zudem ist es ein Trainingsmotiv der Kundin.

Da sie unerfahren ist und ihre Leistung unterdurchschnittlich, ist es möglich, innerhalb relativ kurzer Zeit die Leistung stark zu verbessern. Je höher der Trainingszustand ist, desto geringer werden die Anpassungen und desto anspruchsvoller wird es, diese zu entwickeln (A. Weineck & J. Weineck, 2010, S. 17). Eine Erhöhung der Wattleistung um 20% im WHO-Ausdauertest verbessert die Leistungsfähigkeit der Kundin stark und hilft ihr, bei einem weiteren WHO-Test nach den zwei Monaten Ausdauertraining eine höhere

Wattzahl zu erreichen und wirkt sich dabei ebenfalls positiv auf die Ruheherzfrequenz aus.

Begründung Ziel 3

Dieses Ziel wurde ausgewählt, da es dem Trainingsmotiv der Kundin entspricht. Die Kundin hat kein Übergewicht, aber es ist ihr Wunsch, an Gewicht zu verlieren.

Ihr Körpergewicht hängt stark mit ihrem Lebensstil zusammen, da sie durch das viele sitzen und die wenige Bewegung im Alltag, die aufgenommene Energie niemals verbrauchen kann, damit es zu einem Kaloriendefizit kommt. Durch das Ausdauertraining mehrmals die Woche hat die Kundin einen deutlich höheren Kalorienverbrauch, als ohne das Training, was der Gewichtsreduktion sehr entgegenkommt. Übergewicht wäre ein weiterer Faktor für das Risiko einer Herz-Kreislauf-Erkrankung, bei einer sowieso schon Gefährdeten, durch die sitzende Lebensweise mit Bewegungsmangel und dem höheren Ruhepuls (Gabriel, Wick & Puta, 2006, S. 34).

Ein moderates und regelmäßiges Ausdauertraining hilft bei einer Gewichtsreduktion und hat ebenfalls positive Auswirkungen auf die Verbesserung der Leistungsfähigkeit und die Ruheherzfrequenz.

Dieses gesundheitsbezogene Ziel hat durch die Ausführung des Ausdauertrainings auch leistungsverbessernde Effekte und die fortschreitende Gewichtsreduktion erhöht die Motivation der Kundin und hilft dabei, die sportliche Aktivität auch in Zukunft durchzuführen. Es verändert damit den ganzen Lebensstil der Kundin positiv und stellt auch ein Trainingsmotiv der Kundin dar.

Trainingsplanung Mesozyklus

Grobplanung Mesozyklus

Tab. 4: Grobplanung Mesozyklus (Eigene Darstellung)

Mesozyklusdauer:	8 Wochen	
Trainingsziel/e bzw. Trainingsbereich/e:	Aufbau Grundlagenausdauer (GA1)	
	Stabilisation Grundlagenausdauer (GA1)	
	Entwicklung Grundlagenausdauer (GA2)	
	Regenerationstraining (REKOM)	
Belastungsumfang/ Woche	55-95 min.	
Trainingsmethoden:	Extensive Dauermethode	Intensive Dauermethode
	Variable Dauermethode	
Trainingsintensitäten:	50-55% Hf_{max} (regenerativ)	55-70% Hf_{max} (extensiv)
	70-75% Hf_{max} (intensiv)	65-75% Hf_{max} (variabel)
Trainingshäufigkeit/Woche:	2 bis 3-mal	
Dauer pro Trainingseinheit:	40 min (regenerativ)	20-40 min. (extensiv)
	25 min. (intensiv)	30-40 min. (variabel)
Trainingsgeräte:	Fahrrad, Laufband (Walken, Joggen), Crosstrainer	

Detailplanung Mesozyklus

Tab. 5: Mesozyklusplanung für Woche 1 (Eigene Darstellung)

Woche 1	Montag	Freitag
Trainingsziel	GA 1	GA 1
Trainingsmethode	Extensive Dauermethode	Extensive Dauermethode
Trainingsintensität	55-60% Hf_{max}	55-60% Hf_{max}
Trainingsherzfrequenz* (Hf_{max} x Intensität in %) *nach ACSM-Formel (2006a)	99-108 S/min	99-108 S/min
Trainingsdauer	25 min	30 min
Trainingsgerät	Fahrrad	Fahrrad
Gesamtumfang	55 min	

Tab. 6: Mesozyklusplanung für Woche 2 (Eigene Darstellung)

Woche 2	Montag	Mittwoch	Freitag
Trainingsziel	GA 1	GA 1	GA 1
Trainingsmethode	Extensive Dauermethode	Extensive Dauermethode	Extensive Dauermethode
Trainingsintensität	60-65% Hf_{max}	60-65% Hf_{max}	60-65% Hf_{max}
Trainingsherzfrequenz*	120-130 S/min	120-130 S/min	108-117 S/min
Trainingsdauer	25 min	25 min	25 min
Trainingsgerät	Laufband (Walken)	Crosstrainer	Fahrrad
Gesamtumfang	75 min		

Tab. 7: Mesozyklusplanung für Woche 3 und 4 (Eigene Darstellung)

Woche 3	Montag	Mittwoch	Freitag
Trainingsziel	GA 1	GA 1/ GA 2	GA 1
Trainingsmethode	Extensive Dauermethode	Variable Dauermethode	Extensive Dauermethode
Trainingsintensität	65-70% Hf_{max}	65-75% Hf_{max} (65-70% Hf_{max} extensiv) (70-75% Hf_{max} intensiv)	60-65% Hf_{max}
Trainingsherzfrequenz*	130-140 S/min	130-140 S/min (extensiv) 140-150 S/min (intensiv)	108-117 S/min
Trainingsdauer	30 min	30 min (10:5)	25 min
Trainingsgerät	Crosstrainer	Laufband (Walken, Joggen)	Fahrrad
Gesamtumfang	85 min		
Woche 4	Montag	Mittwoch	Freitag
Trainingsziel	GA 1	GA 1	GA 1
Trainingsmethode	Extensive Dauermethode	Extensive Dauermethode	Extensive Dauermethode
Trainingsintensität	55-60% Hf_{max}	65-70% Hf_{max}	60-65% Hf_{max}
Trainingsherzfrequenz*	99-108 S/min	130-140 S/min	120-130 S/min
Trainingsdauer	30 min	20 min	25 min
Trainingsgerät	Fahrrad	Laufband (Walken)	Crosstrainer
Gesamtumfang	75 min		

Tab. 8: Mesozyklusplanung für Woche 5 und 6 (Eigene Darstellung)

Woche 5	Montag	Mittwoch	Freitag
Trainingsziel	GA 1	GA 1/ GA 2	GA 1
Trainingsmethode	Extensive Dauermethode	Variable Dauermethode	Extensive Dauermethode
Trainingsintensität	65-70% Hf_{max}	65-75% Hf_{max} (65-70% Hf_{max} extensiv) (70-75% Hf_{max} intensiv)	60-65% Hf_{max}
Trainingsherzfrequenz*	130-140 S/min	130-140 S/min (extensiv) 140-150 S/min (intensiv)	108-117 S/min
Trainingsdauer	25 min	40 min (13:6)	20 min
Trainingsgerät	Crosstrainer	Laufband (Walken, Joggen)	Fahrrad
Gesamtumfang	85 min		
Woche 6	Montag	Mittwoch	Freitag
Trainingsziel	GA 1	GA 1	GA 1
Trainingsmethode	Extensive Dauermethode	Extensive Dauermethode	Extensive Dauermethode
Trainingsintensität	60-65% Hf_{max}	65-70% Hf_{max}	55-60% Hf_{max}
Trainingsherzfrequenz*	108-117 S/min	130-140 S/min	110- 120 S/min
Trainingsdauer	25 min	25 min	40 min
Trainingsgerät	Fahrrad	Crosstrainer	Laufband (Walken)
Gesamtumfang	90 min		

Tab. 9: Mesozyklusplanung für Woche 7 und 8 (Eigene Darstellung)

Woche 7	Montag	Mittwoch	Freitag
Trainingsziel	GA 1	GA 2	REKOM
Trainingsmethode	Extensive Dauermethode	Intensive Dauermethode	Extensive Dauermethode
Trainingsintensität	60-65% Hf$_{max}$	70-75% Hf$_{max}$	50-55% Hf$_{max}$
Trainingsherzfrequenz*	120-130 S/min	126-135 S/min	100-110 S/min
Trainingsdauer	30 min	25 min	40 min
Trainingsgerät	Crosstrainer	Fahrrad	Laufband (Walken)
Gesamtumfang	95 min		
Woche 8	Montag	Mittwoch	Freitag
Trainingsziel	GA 1	GA 1	GA 1
Trainingsmethode	Extensive Dauermethode	Extensive Dauermethode	Extensive Dauermethode
Trainingsintensität	60-65% Hf$_{max}$	65-70% Hf$_{max}$	60-65% Hf$_{max}$
Trainingsherzfrequenz*	108-117 S/min	130-140 S/min	120-130 S/min
Trainingsdauer	30 min	25 min	25 min
Trainingsgerät	Fahrrad	Crosstrainer	Laufband (Walken)
Gesamtumfang	80 min		

Begründung des Mesozyklus

Begründung zu den angesteuerten Trainingsbereichen: Für die Kundin wird in den ersten beiden Wochen als Trainingsbereich ausschließlich der Grundlagenausdauer-bereich 1 [GA1] ausgewählt, da sie keine Ausdauertrainingserfahrung besitzt und zuallererst eine Grundlagenausdauer aufgebaut werden muss. Der GA1–Bereich wird zu Beginn gewählt, da der Intensitätsbereich an der aeroben Schwelle liegt und es dadurch eine lockere Belastung darstellt, welche zur Verbesserung der kardiorespiratorischen Fitness führt (Atkinson, Davison, Jeukendrup & Passfield, 2003; Faude, Kindermann & Meyer, 2009). Die aerobe Schwelle beträgt bei untrainierten 50-60% der Hf$_{max}$ und begründet damit auch die Wahl der Intensität in den ersten Wochen, da die Kundin unerfahren ist und deshalb langsam und mit niedriger Intensität beginnen soll, ohne überfordert zu werden (ACSM, 2006b, S. 141).

Das GA1-Training besteht aus einem hohen Umfang und einer niedrigen Intensität, wodurch es dem Grundsatz von Umfang vor Intensität entspricht (Hottenrott, 1997).

Da das Trainingsmotiv und Ziel der Kundin eine Verbesserung der Wattzahl darstellt, ist es sinnvoll die Grundlagenausdauer aufzubauen, da sie diese als unerfahrene gar nicht oder nur sehr gering besitzt. Zusätzlich führt das GA1-Training zur Verbesserung des

Fettstoffwechsels, was sich ebenfalls positiv auf die Kundin und ihr Ziel der Gewichtsreduktion auswirkt (Zintl & Eisenhut, 2001).

Ein weiterer positiver Effekt des GA1-Tranings ist die Ökonomisierung des Herz-Kreislauf-Systems, wodurch unter anderem der Ruhepuls gesenkt wird. Dies ist auch ein Grund für die Wahl des GA1-Bereichs, da die Kundin einen Ruhepuls im oberen Bereich des Durchschnitts besitzt und sich eine Senkung wünscht (J. Weineck, 2003, S.50). Aus diesem Grund bildet der GA1-Bereich den Hauptbestandteil des Mesozyklus, da der Aufbau der Grundlagenausdauer für die Kundin aufgrund ihres Leistungsstatus und ihrer Zielsetzung höchste Priorität hat. Durch die intensive und variable Dauermethode wird die GA stabilisiert und es kommt zur Entwicklung der Grundlagenausdauer in GA2-Bereich. Der GA2-Bereich wird auf den GA1-Bereich aufgebaut, welcher als Basis dient. Das Training im GA2-Bereich verbessert die Ausdauer und entspricht damit wieder dem Ziel der Kundin, eine höhere Wattleistung zu erreichen (Hottenrott, 1997; Neumann, Pfützner & Berbalk, 2007, S. 131).

Vom Gesundheitszustand der Person gibt es keine Einschränkung im Training und man kann durchaus auch im aerob-anaeroben Mischbereich trainieren. Der Trainingszustand der Kundin ist zu Beginn unerfahren, da in den ersten Wochen intensiv die GA aufgebaut und stabilisiert wird, kann man durchaus in Woche sieben ein Training im GA2-Bereich mit einem sehr reduzierten Umfang durchführen. Der letzter Trainingsbereich der innerhalb des Zyklus angestrebt wird, ist der Regenerations- und Kompensationsbereich [REKOM]. Dieser wird nach einer intensiven Belastung genutzt, damit man sich regenerieren kann und hat positive Effekte auf die Gesundheit. Dieser Bereich zeichnet sich durch eine sehr niedrige Intensität aus und wird erst am Ende des Mesozyklus benötigt, da zuvor die Intensität zu gering ist, dass eine aktive Erholung nötig wäre (Hottenrott, 2006). Dieser Bereich hat weniger mit der Zielsetzung der Kundin zu tun, als mit dem Trainingszustand und der intensiven Dauermethode, welche die Kundin stark belastet.

Begründung der ausgewählten Trainingsmethoden: Der Hauptbestandteil des Mesozyklus wird mit der extensiven Dauermethode trainiert. Dies liegt daran, dass man zuerst bei der untrainierten Kundin eine Grundlagenausdauer aufbauen muss, was bevorzugt mit der extensiven Dauermethode durchgeführt wird, da hierbei der Umfang erhöht ist, die Intensität jedoch geringer (Hottenrott, 2006; Neumann et al. , 2007).

Die Kundin kann diese Methode dadurch ohne Probleme ausführen, da sie sie nicht überfordert und sie an der aeroben Schwelle trainiert, wodurch die Intensität der eines lockeren Ausdauertrainings entspricht. Durch den hohen Umfang und die niedrige Intensität wird der Fettstoffwechsel angekurbelt und beeinflusst damit das Ziel der Kundin, die Gewichtsreduktion, positiv (Zintl & Eisenhut, 2001).

Die extensive Dauermethode wurde gewählt, da sie viele positive Effekte auf die Gesundheit hat, wie zum Beispiel die Senkung des Ruhepulses, was ebenfalls ein Trainingsmotiv der Kundin ist. Zudem wird mithilfe der Methode die GA aufgebaut, was bei der unerfahrenen Kundin bezüglich des Ausdauertrainings einen hohen Stellenwert einnimmt (Neumann et al. , 2007).

Die extensive Dauermethode gilt außerdem als die typische Methode für Beginner aufgrund der niedrigen, aber trainingswirksamen Intensität (Hottenrott, 2006, S. 64).

Gegen Ende des Mesozyklus wird die intensive Dauermethode verwendet. Diese weist eine deutlich höhere Intensität mit einem geringeren Umfang auf (Zintl & Eisenhut, 2001). Da in den ersten Wochen viel nach der extensiven Dauermethode im GA1-Bereich trainiert wird und es zum Aufbau der Grundlagenausdauer kommt, wird nun ausprobiert, wie die Kundin auf die höhere Intensität reagiert und wie das Training der vorherigen Wochen die Ausdauerleistungsfähigkeit verbessert hat. Aufgrund ihres Leistungszustandes wurde ein sehr geringer Umfang gewählt und auch die Intensität ist für die intensive Dauermethode eher im unteren Bereich, damit es für die Kundin auch machbar ist (Eisenhut & Zintl, 2013). Das Training dieser Methode findet im Bereich der anaeroben Schwelle statt, das bedeutet es fällt mehr Laktat an, weshalb der Umfang so gering gewählt wurde. Die Methode verbessert die Funktion des Herz-Kreislauf-Systems und hilft bei der Erreichung des Ziels der Ruheherzfrequenzsenkung. Es kommt außerdem zur Erhöhung der anaeroben Schwelle, wodurch es der Kundin möglich wird, höhere Wattleistungen zu absolvieren und damit auch ihr Ziel zu erreichen (Kindermann, 2004; Zintl & Eisenhut, 2001).

Durch die hohe Belastung für die Kundin und ihren Leistungszustand wird diese Methode im gesamten Zyklus nur ein-Mal verwendet. Aufgrund ihres guten gesundheitlichen Zustandes gibt es keine Einschränkungen bezüglich der Wahl der Methode, da sie auch höhere Belastungen aushalten kann. Zum Einsatz kommt auch die variable Dauermethode, die eine Mischung aus extensiver und intensiver Dauermethode darstellt. Aufgrund der Leistungsfähigkeit der Kundin wurde ein geringerer Umfang ausgewählt. Es kommt zu einer Verbesserung der Umstellung der Energiebereitstellung und der Ausdauerleistungs-fähigkeit, was ebenfalls dazu beiträgt, dass die Kundin höhere Wattleistungen erbringen kann (Zintl & Eisenhut, 2001). Die verschiedenen Methoden wurden bewusste so über die Wochen verteilt, dass die Kundin nicht überfordert wird, sie eine solide GA aufbaut und sie immer ausreichend Zeit zur Regeneration hat, wie zum Beispiel durch das RE-KOM-Training (Neumann et al. , 2007). Es wurde sich aufgrund der Leistungsfähigkeit der Kundin auf die Dauermethoden beschränkt und da diese durch die geringere Intensität und den höheren Umfang den Fettstoffwechsel ankurbeln, das Herz-Kreislauf-System ökonomisieren und die allgemeine Ausdauerleistungsfähigkeit erhöhen und damit alle Ziele der Kundin positiv beeinflussen (Muster & Zielinski, 2006).

Im Zuge der Auswahl der Methoden wurde sich gegen die Intervallmethoden entschieden, da die Intensität für die unerfahrene Kundin viel zu hoch ist. Bei dieser Methode fällt viel Laktat an, wodurch es zu einem vorzeitigen Abbruch kommt, da sie das anfallende Laktat nicht ausreichend abbauen kann, durch ihre niedrige Ausdauer- leistungsfähigkeit. Diese Methode ist nur für Sportler mit einem guten Leistungsniveau geeignet und dadurch nicht für die Kundin (Budgett, 1998; Gabriel & Kindermann, 1997; Knechtle, 2002). Es wurde sich aufgrund des Leistungszustandes der Kundin gegen die Intervall- und Wiederho-lungsmethode entschieden.

Begründung wöchentlicher Gesamtumfang: Der wöchentliche Gesamtumfang wird mit jeder Woche erhöht, da die Kundin durch ihre Unerfahrenheit erst eine Erhöhung des Umfangs im Trainingsplan anstrebt, bevor die Intensität erhöht wird (Eisenhut & Zintl, 2013). In Woche vier und acht ist der Umfang reduzierter, da diese Wochen nach den vorherigen anstrengenden Wochen der Regeneration dienen und eine Überanstrengung der Kundin vermeiden sollen. Der Mesozyklus besitzt damit ein 3:1 Verhältnis, da drei Wochen mit erhöhter Intensität und Umfang trainiert wird und darauf eine Woche redu-ziert (Zintl & Eisenhut, 2001). Der wöchentliche Gesamtumfang wird außerdem an den zeitlichen Verfügungsrahmen der Kundin angepasst. Die kontinuierliche Steigerung der Belastungsdauer verbessert besonders bei untrainierten die Ausdauerleistungsfähigkeit stark. Außerdem ist es wichtig bei unerfahrenen erstmal ein Niveau zu erreichen, bei dem die Kundin eine Belastung über einen längeren Zeitraum aufrecht halten kann. Der wö-chentliche Gesamtumfang hängt mit der Trainingshäufigkeit zusammen, da in der ersten Woche nur zwei Mal trainiert wird und dadurch der Umfang deutlich geringer ist. Es wurde sich bei der Wahl des wöchentlichen Gesamtumfangs auch an den verwendeten

Methoden orientiert, da zum Beispiel die intensive Dauermethode deutlich kürzer durchgeführt wird, als die extensive (Hottenrott, 2006, S. 64).

Insgesamt lässt sich eine progressive Steigerung des wöchentlichen Gesamtumfangs erkennen, da zu Beginn des Mesozyklus der Umfang aufgrund des schlechten Leistungszustandes der Kundin und dem Ziel der Verbesserung der Wattleistung und Aufbau des Leistungsniveaus niedrig ist, aber in den nächsten Wochen stetig ansteigt. Die wöchentliche Belastungsdauer nimmt in etwa um 10% jede Woche zu. Der wöchentliche Gesamtumfang wurde also aufgrund des Leistungsstatus der Kundin so gewählt, dass sie nicht überfordert wird, es aber einen trainingswirksamen Reiz darstellt und ein höheres Leistungsniveau aufgebaut wird (ACSM, 2006a).

Begründung der Belastungsprogression: Die Belastungsprogression spiegelt sich im ansteigenden wöchentlichen Belastungsumfang, der Erhöhung der Intensität und in der Wahl der Methoden wieder. Aufgrund des Ergebnisses im WHO-Test, welches der Kundin eine unterdurchschnittliche Leistungsfähigkeit zuordnet, beginnt der Mesozyklus mit zwei Trainingseinheiten pro Woche und einem geringen Umfang und Intensität (IPN, 2004, S. 8). Die Intensität wird so gewählt, dass es für einen untrainierten trainingswirksam ist, jedoch nicht überfordert (ACSM, 2006a).

Die Trainingsherzfrequenz wird mithilfe der ACSM-Formel berechnet, da diese Formel leicht zu berechnen ist und sich gegen die Karvonen-Formel entschieden, da bei dieser Berechnung die Trainingsherzfrequenz deutlich höher ausfällt. Da die Kundin einen etwas erhöhten Ruhepuls besitzt, eignet sich die Karvonen-Formel nicht, da die hier berechneten Trainingsherzfrequenzen so hoch ausfallen, dass es die Kundin überfordert und es zu einem vorzeitigen Abbruch führt (ACSM, 2006a, S. 341-342).

In den ersten beiden Wochen wird ausschließlich mit der extensiven Dauermethode trainiert, da man mit dieser im aeroben Bereich trainiert und die Belastung locker und gut machbar ist (Zintl & Eisenhut, 2001). Eine Steigerung der Belastung hat man von Woche eins zu zwei, da die Trainingseinheiten pro Woche auf drei gesteigert werden, sowie die Intensität und Umfang erhöht werden. Das ACSM (2006b, S. 141) empfiehlt eine Intensität von 60-70% Hf_{max} für untrainierte, weshalb die Werte für die Kundin auch in diesem Bereich liegen. Es kommt ebenfalls zu einer Steigerung der Belastung je nach anvisiertem Trainingsbereich. Bei GA1 ist die Intensität geringer, als wenn der GA2-Bereich angestrebt wird. Hier steigt auch durch die intensive oder variable Dauermethode die Intensität an (Hottenrott, 1997).

In den ersten Wochen wird ausschließlich im GA1-Bereich trainiert und gegen Ende des Mesozyklus wird im GA2-Bereich trainiert, wodurch es auch hier zu einer Belastungsprogression kommt. Durch jede Trainingseinheit wird die Ausdauerleistungsfähigkeit der Kundin erhöht, weshalb es zu einer Belastungsprogression kommen muss, um immer einen optimalen Reiz zu setzen, der trainingswirksam ist und um ein höheres Leistungsniveau aufzubauen (A. Weineck, J. Weineck, 2010, S.17).

Diese Progression wird erreicht durch eine Erhöhung des Umfangs jede Woche im gesamten Mesozyklus und die Verwendung verschiedener Trainingsmethoden. Durch diese stetige Erhöhung ist es auch wichtig, alle vier Wochen eine Woche mit reduzierter Intensität und Umfang durchzuführen, um eine Überforderung zu vermeiden (Zintl & Eisenhut, 2001). Eine Belastungsprogression wird auch durch die Wahl der Geräte erreicht, da zum Beispiel das Joggen auf dem Laufband bei gleicher Intensität und Umfang deutlich anstrengender ist, durch den dynamischen Einsatz und das Abfangen des Körpergewichts, als das Walken (Froböse, 2005).

Die gewählte Belastungsprogression stellt für den Gesundheits-, und Leistungszustands der Kundin kein Problem dar und ist daran zum Beispiel durch die Intensität angepasst worden. Den Zielsetzungen wird sich mithilfe der unterschiedlichen Methoden angenähert, da die Ausdauerleistungsfähigkeit auch mit der höheren Intensität verbessert wird und die Ruheherzfrequenz gesenkt wird, als Anpassung an das Ausdauertraining (Muster & Zielinski, 2006, S. 4–8).

Begründung Ausdauergerät: Für die Kundin wird besonders zu Beginn, aber auch während des gesamten Mesozyklus ein Fahrradergometer genutzt, da dieser leicht zu bedienen ist und bereits im WHO-Test verwendet wurde. Der leichte Bewegungsablauf bietet sich besonders für die Beginnerin an (Rudack, 2001). Der Nachteil am Fahrrad ist die lokale Beinermüdung, deshalb wird auch der Crosstrainer verwendet, der eine Ganzkörperbelastung darstellt, durch den Armeinsatz.

Es wird auch das Laufband genutzt, mit verschiedenen Lauftechniken, zum Beispiel bei der variablen Dauermethode. Das Walken hat eine geringe Gelenkbelastung und ist alltagsnah, beim Joggen muss man mit jedem Schritt das dreifache Körpergewicht abfangen (Rudack, 2001). Da die Kundin keine orthopädischen Beschwerden hat oder im Bewegungsapparat und nicht übergewichtig ist, kann sie die Geräte nutzen, ohne geschädigt zu werden. Aufgrund der Unerfahrenheit wird zu Beginn das bereits bekannte Fahrrad genutzt und um mehr Abwechslung zu bekommen und den Spaß am Training zu erhalten, wird ebenfalls der Crosstrainer und das Laufband verwendet.

Da das Ziel der Kundin eine Gewichtsreduktion und Senkung des Ruhepuls ist, werden die Geräte genutzt, aufgrund des Einsatzes vieler Muskelgruppen und dem höheren Kalorienverbrauch (Zeni, Hoffmann & Clifford, 1996, S. 1424). Außerdem kann man die Belastungsparameter bei diesen Geräten leicht einstellen. Auf das Rudergerät wird verzichtet, da der Bewegungsablauf koordinativ anspruchsvoll ist und die unerfahrene Kundin überfordern würde.

Literaturrecherche

Tab. 10: Effekte eines Ausdauertrainings auf Personen mit Diabetes mellitus Typ-2 (Eigene Darstellung)

	Studie 1
Autoren der Studie	Motahari-Tabari, N., Ahmad Shirvani, M., Shirzad-E-Ahoodashty, M., Yousefi-Abdolmaleki, E. & Teimourzadeh, M.
Publikationsjahr	2014
Forschungsfrage	Wie ist die Wirkung von Aerobic Training auf die Insulinresistenz bei Personen mit Diabetes mellitus Typ-2.
Versuchspersonen	53 Frauen mit Diabetes mellitus Typ-2
Versuchsaufbau	Die Frauen werden zufällig in 2 Gruppen aufgeteilt, in eine Übungs-, oder Kontrollgruppe. Die Übungsgruppe führt zuerst für 10 Minuten ein Aufwärmtraining mit Dehnübungen aus. Anschließend Walking für 30 Minuten mit einer Intensität von 60% Hf_{max}. Danach wird für 10 Minuten im Sitzen gedehnt. Dieses Training wird 3-Mal pro Woche für 8 Wochen durchgeführt. Die Insulinresistenz wird durch das Homöostase Model ermittelt.
Ergebnisse	Die Trainingsgruppe zeigt nach 8 Wochen eine deutliche Verbesserung der Insulinresistenz, Nüchternglukose und des Plasmainsulins. Zusätzlich kommt es zur Senkung des Taillen- Hüftumfangs und des BMI.
Schlussfolgerung	Aerobic-Training und damit ein Ausdauertraining, fördert die Wirksamkeit der medizinischen Behandlung bei Patienten mit Diabetes mellitus Typ 2.
Quellenangabe	Motahari-Tabari, N., Ahmad Shirvani, M., Shirzad-E-Ahoodashty, M., Yousefi-Abdolmaleki, E., & Teimourzadeh, M. (2014). The effect of 8 weeks aerobic exercise on insulin resistance in type 2 diabetes: a randomized clinical trial. *Global journal of health science*, 7(1), 115–121.
	Studie 2
Autoren der Studie	Mendes, R., Sousa, N., Themudo-Barata, J. L. & Reis, V. M.
Publikationsjahr	2019
Forschungsfrage	Wie ist die Wirkung eines hochintensiven Intervalltrainings (HIIT) im Vergleich zu einem mittelintensiven kontinuierlichen Ausdauertraining (MICT) auf Personen mittleren bis höheren Alters mit Diabetes mellitus Typ-2.
Versuchspersonen	15 Patienten mit Diabetes mellitus Typ-2. Das Durchschnittsalter beträgt 60 Jahre, sie werden behandelt mit Metformin oder Gliptinen.
Versuchsaufbau	Die Patienten werden in 3 verschiedene Gruppen zufällig eingeteilt. Die 1. Gruppe trainiert HIIT auf dem Laufband in 5 Intervallen mit je 3 Minuten bei 70% der $Hf_{reserve}$ und 5 Intervallen von 3 Minuten bei 30% der $Hf_{reserve}$. Die 2. Gruppe trainiert MICT auf dem Laufband für 30 Minuten bei

	50% Hf$_{reserve}$. Die 3. Gruppe ist eine Kontrollgruppe. Die Messung des Blutzuckers wird vor, während und bis zu 50 Minuten nach der Belastung gemessen.
Ergebnisse	Sowohl das HIIT, als auch das MICT-Training auf dem Laufband senken den Blutzuckerwert während und bis zu 50 Minuten nach dem Training im Vergleich zur Kontrollgruppe. Die Effekte des HIIT-Trainings sind höher ausgefallen.
Schlussfolgerung	HIIT, also ein Ausdauertraining mit hoher Intensität auf dem Laufband, ist eine sichere und effektive Methode zur Verbesserung des Blutzuckerwertes bei älteren Patienten mit Diabetes mellitus Typ-2, die mit Metformin oder Gliptinen behandelt werden.
Quellenangabe	Mendes, R., Sousa, N., Themudo-Barata, J. L., & Reis, V. M. (2019). High-Intensity Interval Training Versus Moderate-Intensity Continuous Training in Middle-Aged and Older Patients with Type 2 Diabetes: A Randomized Controlled Crossover Trial of the Acute Effects of Treadmill Walking on Glycemic Control. *International journal of environmental research and public health, 16*(21), 4163.

Literaturverzeichnis

American College of Sports Medicine. (2000a). ACSM's Guidelines for Exercise Testing and Prescription (6. Aufl.). Philadelphia: Williams & Wilkins.

American College of Sports Medicine. (2006a). ACSM's Guidelines for Exercise Testing and Prescription. ACSM's Guidelines for Exercise Testing and Prescription (7. Aufl.). Philadelphia: Williams & Wilkins.

American College of Sports Medicine. (2006b). *Guide-lines for exercise testing and prescripiton* (5. Aufl.). Philadelphia: Lippincott Williams & Wilkins.

American Heart Association. (2003). *Understanding blood pressure readings.* Zugriff am 17.11.2022. Verfügbar unter https://www.heart.org/en/health-topics/high-blood-pressure/understanding-blood-pressure-readings

Atkinson, G., Davison, R., Jeukendrup, A. & Passfield, L. (2003). Science and cycling: current knowledge and future directions for research. *Journal of sports sciences,* 21 (9), 767–787. Zugriff am 17.11.2022. Verfügbar unter https://doi.org/10.1080/0264041031000102097

Budgett, R. (1998). Fatigue and underperformance in athletes: the overtraining syndrome. *British journal of sports medicine, 32* (2), 107–110.

Eisenhut, A. & Zintl, F. (2013). *Ausdauertraining. Grundlagen, Methoden, Trainings-steuerung* (Sportwissen, 8. Aufl.). München: BLV.

Faude, O., Kindermann, W. & Meyer, T. (2009). Lactate threshold concepts: how valid are they? *Sports medicine (Auckland, N.Z.), 39* (6), 469–490. Zugriff am 17.11.2022. Verfügbar unter https://doi.org/10.2165/00007256-200939060-00003

Froböse, I. (2005). *Running & Health. Kompendium des Laufens, Walking & NordicWalking.* Köln: Deutsche Sporthochschule Köln; Zentrum für Gesundheit.

Gabriel, H. & Kindermann, W. (1997). The acute immune response to exercise: what does it mean? *International journal of sports medicine, 18 Suppl 1,* S28-45. Zugriff am 17.11.2022. Verfügbar unter https://doi.org/10.1055/s-2007-972698

Gabriel, H., Wick, C. & Puta, C. (2006). Komponenten präventiven Gesundheitstrainings - Ausdauer, Kraft, Beweglichkeit, Koordination. In L. Vogt & A. Neumann (Hrsg.), *Sport in der Prävention* (S. 33–65). Köln: Deutscher Ärzte-Verlag.

Hottenrott, K. (1997). *Ausdauertraining. Intelligent effektiv erfolgreich* (4. Aufl.). Lüneburg: Wehdemeier & Pusch.

Hottenrott, K. (2006). *Trainingskontrolle mit Herzfrequenz-Messgeräten* (1. Aufl). Aachen: Meyer & Meyer.

Institut für Prävention und Nachsorge. (2004). *IPN-Test® – Ausdauertest für den Fitness- und Gesundheitssport.* Köln: Institut für Prävention und Nachsorge (IPN).

Kindermann, W. (1987a). Ergometrie-Empfehlungen für die ärztliche Praxis. *Deutsche Zeitschrift für Sportmedizin, 38* (6), 244–268.

Kindermann, W. (2004). Anaerobe Schwelle. *Deutsche Zeitschrift für Sportmedizin, 55* (6), 161–162.

Knechtle, B. (2002). *Aktuelle Sportphysiologie. Leistung und Ernährung im Sport:* Karger Verlag.

Löllgen, H. (2009). Definition und Methoden. In H. Löllgen, E. Erdmann & A. K. Gitt (Hrsg.), *Ergometrie.* Heidelberg: Springer.

Meeusen, R., Duclos, M., Foster, C., Fry, A., Gleeson, M., Nieman, D. et al. (2013). Prevention, diagnosis, and treatment of the overtraining syndrome: joint consensus statement of the European College of Sport Science and the American College of Sports Medicine. *Medicine and science in sports and exercise, 45* (1), 186–205.

Mendes, R., Sousa, N., Themudo-Barata, J. L. & Reis, V. M. (2019). High-Intensity Interval Training Versus Moderate-Intensity Continuous Training in Middle-Aged and Older Patients with Type 2 Diabetes: A Randomized Controlled Crossover Trial of the Acute Effects of Treadmill Walking on Glycemic Control. *International journal of environmental research and public health, 16*(21), 4163. Zugriff am 17.11.2022. Verfügbar unter https://pubmed.ncbi.nlm.nih.gov/31661946/

Motahari-Tabari, N., Ahmad Shirvani, M., Shirzad-E-Ahoodashty, M., Yousefi-Abdolmaleki, E. & Teimourzadeh, M. (2014). The effect of 8 weeks aerobic exercise on insulin resistance in type 2 diabetes: a randomized clinical trial. *Global journal of health science, 7*(1), 115–121. Zugriff am 17.11.2022. Verfügbar unter https://pubmed.ncbi.nlm.nih.gov/25560330/

Muster, M. & Zielinski, R. (2006). *Bewegung und Gesundheit. Gesicherte Effekte von körperlicher Aktivität und Ausdauertraining.* Darmstadt: Steinkopff.

Neumann, G., Pfützner, A. & Berbalk, A. (2007). *Optimiertes Ausdauertraining* (5., überarb. Aufl.). Aachen: Meyer & Meyer.

Nieman, D. C. (1998). *The Exercsie Health Connection. How to reduce you ease and other illness by making exercise your medicine.* Champaign IL: Human Kinetics.

Olivier, N., Marschall, F. & Büsch, D. (2008). *Grundlagen der Trainingswissenschaft und -lehre.* Schorndorf: Hofmann.

Rost, R. (Hrsg.). (2002). *Lehrbuch der Sportmedizin.* Köln: Deutscher Ärzte-Verlag.

Rudack, P. (2001). *Spirografische und metabolische Belastungscharakteristika des Trainings auf den Cardiofitnessgeräten Moonwalker, Crosstrainer und Indoor-Cycling-Bike im Vergleich zu standardisierten fahrrad- bzw. laufbandergometrischen Belastungen.* Unveröffentlichte Dissertation. Universität Dortmund, Dortmund.

Trunz, E. (2001). *IPN-Test® – Ausdauertest für den Fitness- und Gesundheitssport. Köln, Institut für Prävention und Nachsorge.* Köln.

Weineck, A. & Weineck, J. (2010). *Leistungskurs Sport, Band 1. Sportbiologische und trainingswissenschaftliche Grundlagen* (8. unveränderte Auflage). Waldkirchen: Südost Verlags Service GmbH.

Weineck, J. (2003). *Ausdauertraining. Trainingssteuerung über die Herzfrequenz- und Milchsäurebestimmung.* Balingen: Spitta.

World Health Organization. (2000). *Obesity: Preventing and Managing the Global Epidemic - Report of a WHO Consultation:* The Stationery Office Books (Agencies).

World Health Organization. (2010). *A healthy lifestyle – WHO recommendations.* Zugriff am 17.11.2022. Verfügbar unter https://www.who.int/europe/news-room/fact-sheets/item/a-healthy-lifestyle---who-recommendations

Zeni, A. I., Hoffmann, M. D. & Clifford, P. S. (1996). Energy Expenditure with Indoor Exercise Machines. *Journal of the American Medical Association*, 275, 1424–1427.

Zintl, F. & Eisenhut, A. (2001). *Ausdauertraining. Grundlagen Methoden Trainingssteuerung* (5. überarb. Aufl.). München: BLV.

Tabellenverzeichnis